NOUVEAU PROCÉDÉ

POUR

LA PRÉPARATION ET LA CONSERVATION

DES

MÉDICAMENTS DU CODEX.

Par LAURENT,

PHARMACIEN DE 1re CLASSE DE L'ÉCOLE SUPÉRIEURE DE PARIS.

Approbation de l'Académie Impériale de Médecine de Paris,

du 29 janvier 1856.

PARIS,

CHEZ FAVROT, PHARMACIEN,
Rue Richelieu, n° 102.

Et chez LABÉ, éditeur-libraire de la Faculté de Médecine,
Place de l'École-de-Médecine, 23.

NOUVEAU PROCÉDÉ

POUR LA PRÉPARATION ET LA CONSERVATION

DES

MÉDICAMENTS DU CODEX,

à l'aide

D'UN NOUVEL APPAREIL POUR LA CONCENTRATION DANS LE VIDE

Et de l'enrobement saccharoïde, qui permet de les conserver et de les administrer facilement.

APPROUVÉS PAR

L'ACADÉMIE IMPÉRIALE DE MÉDECINE DE PARIS.

L'art de conserver et d'administrer facilement les médicaments est certainement une des branches les plus importantes de la Pharmacie ; aussi, quand un agent nouveau est introduit dans la thérapeutique, on cherche immédiatement à assurer sa conservation et à rendre son administration facile.

Cette double pensée a évidemment présidé à

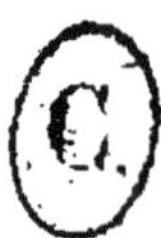

l'invention des Sirops. On a voulu conserver les principes actifs d'une ou de plusieurs substances médicamenteuses, et prévenir la répugnance qu'éprouvent la plupart des malades à les prendre, lorsqu'on les leur administre en nature.

Cette répugnance, souvent invincible chez les personnes délicates, est presque toujours un obstacle au succès des meilleurs médicaments.

L'invention des Sirops ou Saccharolés liquides a été certainement un grand progrès.

En effet, on dissimule ainsi d'une manière notable la saveur désagréable de certaines substances; mais celle de beaucoup d'autres ne peut être suffisamment masquée, ce qui en rend l'administration difficile et quelquefois impossible, surtout chez les enfants.

Au point de vue de la conservation, les Saccharolés liquides n'atteignent que très imparfaitement le but que l'on s'était proposé.

La plupart des Sirops, surtout ceux qui renferment des matières mucilagineuses, azotées, etc., s'altèrent promptement et fermentent. Dans ce cas, on est dans l'habitude de leur faire jeter un bouillon en y ajoutant un peu d'eau pour remplacer celle qui s'évapore, mais cette opération est loin de leur rendre leurs propriétés et surtout leur saveur primitive, et il en est qui peuvent subir par la fermentation une modification profonde.

Nous avons pensé qu'on pourrait remplacer avec beaucoup d'avantage la plupart des Saccharolés liquides, en concentrant dans le vide les sucs, décoctés ou infusés qui sont la base de leur préparation; nous divisons ensuite d'une manière exacte le produit concentré, mêlé à du sucre pour en rendre l'assimilation plus facile, et nous enveloppons chaque fraction d'une forte couche sucrée, de manière à préserver le médicament de toute altération, et à en rendre l'emploi facile et agréable.

A l'aide d'un appareil de notre invention,

qui nous permet d'opérer à une très basse température, nous obtenons ainsi des produits n'ayant éprouvé aucune altération et représentant exactement les propriétés médicales des substances employées, dont ils conservent l'odeur et la saveur et pouvant se conserver indéfiniment.

Nous avons soumis notre appareil et nos produits à l'appréciation de l'Académie Impériale de médecine, qui les a renvoyés à l'examen d'une Commission composée de :

MM. Bussy, Directeur de l'École supérieure de pharmacie de Paris, Membre de l'Institut, Président de l'Académie, etc.;

Ricord, Chirurgien en chef de l'hôpital du Midi, etc.;

et Bouchardat, Professeur d'hygiène à la Faculté de médecine de Paris, Pharmacien en chef de l'Hôtel-Dieu, etc., *Rapporteur*.

Voici un extrait du rapport fait à l'Academie, au nom de cette Commission, par M. le professeur BOUCHARDAT, dans sa séance du 29 Janvier 1856, et dont cette savante Compagnie a approuvé les conclusions à l'unanimité :

« Messieurs,

» Toutes les applications proposées par M. LAURENT reposent sur l'emploi d'un nouvel appareil pour la concentration dans le vide.

» Bien des efforts ont déjà été tentés pour appliquer facilement, aux usages courants de la pharmacie, les appareils à évaporation dans le vide ; mais ces appareils, qui rendent de si grands services à l'industrie, ne se trouvent encore que dans quelques rares laboratoires de pharmacie. L'emplacement qu'ils réclament, quelques difficultés dans leur manœuvre, leur prix élevé, en ont jusqu'ici limité l'emploi dans la pratique pharmaceutique . . . .

. . . .

» Arrivons maintenant à la description de l'appareil que M. Laurent emploie.

» Cet appareil se compose de trois pièces principales, savoir :

» 1° D'une chaudière directement posée sur le feu, et dans laquelle doit se mettre l'eau nécessaire à échauffer l'appareil ;

» 2° D'un évaporateur dans lequel on fait arriver le liquide à concentrer ;

» 3° D'un récipient condensateur des liquides vaporisés pendant la concentration.

(*Suit le détail des pièces.*)

» M. Laurent utilise particulièrement son appareil pour la préparation des extraits, des eaux distillées, des alcoolats, et pour la rectification et la purification des alcools.

» *Les extraits préparés par M. Laurent et qui ont été examinés par vos Commissaires, représentent exactement, par leur saveur et par l'ensemble de leurs propriétés, la substance qui a servi à les préparer ; ils se dissolvent sans résidu dans le liquide qui leur a servi de dissolvant primitif.*

» *Ce n'est pas seulement des extraits employés ordinairement en pharmacie que M. Laurent prépare ; mais il obtient aussi, sous forme d'extraits, les dissolutions extractives aqueuses qui forment la base des Sirops préparés avec ces Liqueurs extractives, tels que les Sirops de chicorée composé, de salsepareille composé, de mou de veau composé, etc., etc. Il concentre de la même manière les sucs d'herbes dépuratifs et anti-scorbutiques, etc. Il enrobe ces extraits d'une couche de sucre suffisante pour les préserver de toute altération, et il obtient ainsi, sous une forme inaltérable et d'une administration facile, l'équivalent des Sirops pharmaceutiques qui sont le plus exposés à fermenter.*

» M. Laurent emploie également, avons-nous dit, son appareil pour la fabrication des eaux distillées et des alcoolats. De cette manière, on obtient des eaux distillées parfaites, très aromatiques, et l'on n'a pas à craindre cette odeur empyreumatique que l'on rencontre souvent dans celles faites à feu nu.

» Dans la CONVICTION que l'appareil de MM. Laurent et Egrot pourra être utile aux Pharmaciens ET QUE LES APPLICATIONS QUE M. LAURENT A FAITES DE CET APPAREIL SONT BIEN ENTENDUES, nous avons l'honneur de vous proposer de le remercier de son intéressante communication. »

(*Adopté.*)

NOTICE

SUR

LES APPLICATIONS

FAITES

PAR M. LAURENT.

Nous nous bornons, quant à présent, à préparer les Saccharolés solides des Sirops du *Codex* les plus employés et qui fermentent le plus facilement et ceux des sucs d'herbes dépuratifs et anti-scorbutiques.

Nous les divisons en fractions représentant généralement 10 grammes du Sirop qu'ils sont appelés à remplacer, ou 15 grammes de chacun des sucs d'herbes.

Chaque fraction est recouverte d'une forte couche sucrée à la manière des Dragées ordinaires.

MM. les Médecins apprécieront en outre les avantages que présente cette division uniforme pour le dosage régulier des médicaments, une des causes déterminantes de leur succès. Ils peuvent être assurés qu'en faisant prendre une de ces Dragées, ils donneront toujours l'équivalent de 10 grammes de Sirop ou de 15 grammes de sucs.

Pour faciliter leur prompte dissolution dans l'estomac, on fera bien de faire boire après chaque dose un demi-verre d'eau, tiède en hiver, et froide en été.

Nous enrobons, en outre, de la même manière, quelques-uns des extraits les plus employés, tels que les extraits de Cachou, de Ratanhia, de colchique, etc.

DÉPOT A PARIS,

CHEZ **M. FAVROT**, PHARMACIEN, RUE RICHELIEU, 102.

Et pour la Vente en gros :

S'adresser rue Bourbon-Villeneuve, 19,

MÉDICATION ÉMOLLIENTE.

DRAGÉES PECTORALES

DE MOU DE VEAU COMPOSÉES,

Remplaçant le Sirop de Mou de Veau composé du *Codex*.

FORMULE DU SIROP.

R.	Mou de veau...........	1,000	grammes.
	Dattes.................	160	—
	Jujubes	176	—
	Raisins secs.	176	—
	Racine de Réglisse.......	32	—
	— de Consoude......	32	—
	Feuilles de Pulmonaire..	176	—
	Sucre blanc............	2,000	—
	Eau de rivière..........	1,250	—

Chaque Dragée représente 10 grammes de Sirop.

Le Sirop de mou de veau, fortement chargé des substances adoucissantes et béchiques dont il est composé, est un excellent pectoral qui a joui et jouit encore d'une très grande réputation. Mais les matières azotées et mucilagineuses qu'il contient en grande quantité rendent son altération très facile, et dès qu'il éprouve un commencement de fermentation il perd complètement ses propriétés adoucissantes.

Les substances qui entrent dans sa composition traitées par l'eau, à l'aide de la digestion prolongée, comme le prescrit le *Codex*, donnent par l'évaporation dans le vide un produit qui a toute la saveur de ces substances elles-mêmes et qui, mêlé à du sucre et de la gomme en poudre, et transformé en dragées, forme un pectoral par excellence, se conservant indéfiniment et bien plus efficace que les Sirops et Pâtes pectorales les plus en vogue.

On peut employer ces dragées avec succès dans tous les cas ou les pectoraux sont prescrits, ainsi dans les pneumonies, les catarrhes pulmonaires chroniques, etc., à la dose de 6 à 12 par jour. Dans les bronchites, il suffit d'en faire fondre une ou deux dans la bouche au moment de chaque quinte de toux.

Prix : 1 fr. 50 la Boîte de 20 Dragées,

Représentant 200 grammes de Sirop.

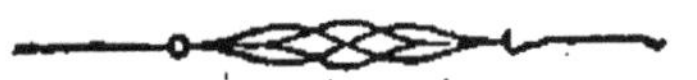

MÉDICATION EXPECTORANTE.

DRAGÉES D'ERYSIMUM COMPOSÉES,

remplaçant le Sirop de ce nom,

Connu sous le nom de SIROP DES CHANTRES.

FORMULE DU SIROP.

R. Orge mondé.......	de chaque 64 grammes.		
Raisins secs.......			
Racine de Réglisse.			
Feuilles sèches de Bourrache.	de chaque 96 gram.		
— de Chicorée..			
Erysimum récent.......		1,500	grammes.
Racine d'Aunée.........		125	—
Capillaire de Canada....		32	—
Sommités de Romarin...		16	—
Stœchas....		16	—
Anis.		24	—
Sucre................		2,000	—
Miel blanc.............		500	—

Une Dragée représente 10 grammes de Sirop.

Ce Sirop est un excellent tonique, il facilite l'expectoration et agit surtout comme un léger excitant de la muqueuse bronchite dans les affections

2

catarrhales chroniques. Il a joui longtemps d'une réputation populaire contre ces affections et contre l'enrouement, ce qui lui a fait donner le nom de *Sirop des Chantres.*

Fortement chargé de matières mucilagineuses, il s'altère facilement, comme le sirop de mou de veau composé, c'est ce qui a fait renoncer à son emploi.

Les décoctés et les infusés qui servent de base à sa préparation, concentrés dans le vide, donnent un produit fortement aromatique jouissant de toutes les propriétés du Sirop récemment préparé. A l'aide de cet extrait transformé en Dragées, on peut sûrement faire usage d'un médicament éprouvé par une longue expérience, dans toutes les affections que nous venons d'indiquer.

Sous cette forme, les orateurs et les chanteurs pourront en faire facilement usage. Il leur suffira de croquer quelques dragées avant de prendre la parole ou d'entrer en scène, ou lorsque la voix commence à perdre de sa clarté : ce qu'ils ne pouvaient faire quand on ne connaissait l'emploi de ce médicament que sous la forme de sirop.

Prix : 1 fr. 50 la Boîte de 20 Dragées,

Représentant 200 grammes de Sirop,

MÉDICATION RAFRAICHISSANTE
ET PURGATIVE.

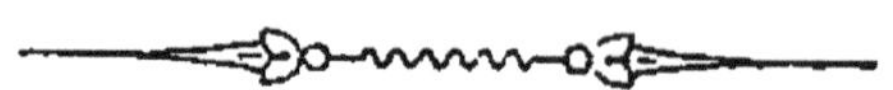

DRAGÉES DE TAMARIN,

REMPLAÇANT LA TISANE DE CE NOM.

FORMULE DE LA TISANE.

R. Pulpe de Tamarin....... 32 grammes
Pour 1 litre de Tisane.

Une Dragée représente un demi-verre de Tisane.

Le Tamarin est un léger purgatif qui tient le milieu entre l'aliment et le médicament.

Les nègres du Darfour se nourrissent de la pulpe fraîche. En Europe, il est employé surtout comme laxatif doux. C'est le Tamarin d'Amérique qui est le plus estimé, et surtout le Tamarin rouge du Brésil, vanté par Lemery, et qui a reparu depuis quelques années dans le commerce.

Le Tamarin est assez fréquemment employé en médecine sous forme de boisson, et, à petite dose, il donne une tisane acide et rafraîchissante; à plus forte dose, il purge. (SOUBEIRAN.)

C'est encore un de ces vieux médicaments éprouvés, dont tous les auteurs signalent les propriétés et dont l'emploi n'est pas assez répandu. Nous pensons que cela tient surtout à ce qu'il n'a été prescrit jusqu'ici que sous des formes pharmaceutiques assez repoussantes pour les malades, car c'est un des meilleurs purgatifs végétaux. Il agit comme laxatif tempérant et est très utile lorsqu'on veut entretenir la liberté du ventre dans le cours d'une maladie inflammatoire. (BOUCHARDAT).

La partie la plus employée en effet est la Pulpe, préparée avec très peu de soin dans les contrées d'où elle nous arrive et mêlée de semences et de débris végétaux.

Nos Dragées représentent la partie soluble de la pulpe de Tamarin, unie à du sucre pour en rendre l'emploi plus agréable.

Dose : 6 à 12 par jour.

Pour en faire usage il suffit, soit d'en laisser fondre dans la bouche, deux ou trois de temps en temps, ou de les délayer dans un verre d'eau tiède en hiver, et à la température ordinaire en été, et de sucrer à volonté.

Prix : 3 fr. le Flacon de 36 Dragées,

Représentant 3 litres de tisane de Tamarin.

MÉDICATION TONI-PURGATIVE.

Dragées de Rhubarbe composées

remplaçant

LE SIROP DE RHUBARBE COMPOSÉ

ou de Chicorée composé du CODEX.

FORMULE DU SIROP.

R.	Racine de Rhubarbe..........	192	grammes.
	— sèche de Chicorée......	192	—
	Feuilles sèches de Chicorée....	282	—
	— de Fumeterre..	96	—
	— de Scolopendre.	96	—
	Baies d'Alkékenge............	64	—
	Cannelle....................	16	—
	Santal citrin................	16	—
	Sirop simple................	4,500	—

Chaque Dragée représente 10 grammes de Sirop.

La rhubarbe est considérée par tous les auteurs de matière médicale comme le toni-purgatif par excellence. Elle ne fatigue ni l'estomac, ni les intestins; elle excite plutôt l'appétit et stimule toute l'économie. C'est le meilleur et le plus doux des purgatifs, ce qui l'a fait nommer, par quelques médecins, le *purgatif de l'enfance.*

Ils ont voulu consacrer ainsi tous les avantages qu'on en retire dans les maladies du premier âge.

Elle convient à toutes les époques de la vie dans l'état adynamique, quand l'indication des évacuants se présente. Elle est employée avec succès dans les diarrhées atoniques et bilieuses, dans la dyssenterie épidémique, les dyspepsies apyrétiques. Enfin, à faible dose, elle agit comme tonique et stomachique.

La rhubarbe est la base de plusieurs préparations pharmaceutiques qui ont joui d'une grande vogue, mais malgré les propriétés qu'elles possèdent et que nous venons d'énumérer, elles sont peu employées aujourd'hui ou abandonnées. Cela tient à leur saveur désagréable et, pour quelques-unes, à leur facile altérabilité. Parmi ces dernières, figure en première ligne le Sirop de rhubarbe et de chicorée composé, qui fermente très promptement et qui est resté, cependant, un remède très estimé.

La rhubarbe s'y trouve alliée à la chicorée considérée depuis longtemps comme un excellent tonique amer et un bon dépuratif, à d'autres plantes diurétiques et dépuratives, au santal citrin et à la cannelle, excellents stomachiques.

Ce Sirop convenablement préparé et dans un parfait état de conservation, est donc un excellent agent thérapeutique digne de sa vieille réputation.

En concentrant dans le vide les infusés des substances qui entrent dans sa composition, on obtient un produit fortement aromatique qui jouit de toutes leurs propriétés et, en l'enveloppant dans du sucre et le divisant en dragées, on peut le conserver indéfiniment sans qu'il éprouve la moindre altération.

L'emploi du médicament ainsi fractionné est des plus faciles. La plupart des enfants croquent ces dragées sans dégoût, et il suffit de leur en donner une de temps en temps.

Ces Dragées constituent un excellent toni-purgatif pour les grandes personnes à la dose de 2 à 3, matin et soir; — pour exciter les fonctions de l'estomac et tenir le ventre libre; et elles n'ont pas les inconvénients des pilules aloétiques ou autres dont l'action drastique occasionne souvent des accidents.

Prix: 3 fr. le Flacon de 25 Dragées,

Représentant 250 grammes de Sirop.

Prix : 1 fr. 50 le Flacon de 12 Dragées,

Représentant 120 grammes de Sirop.

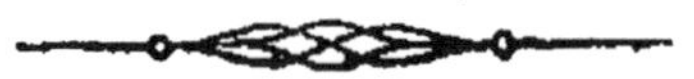

MÉDICATION DIURÉTIQUE,

ANTI-GOUTTEUSE ET ANTI-RHUMATISMALE.

Dragées de Colchique.

Chaque Dragée contient 2 centigrammes 1/2 d'Extrait acétique de Colchique.

Les préparations de Colchique sont généralement employées de nos jours dans la thérapeutique du rhumatisme et de la goutte.

C'est à partir de 1814, que plusieurs médecins anglais signalèrent leurs heureux effets dans le traitement de la goutte. En Angleterre, J. Want, Everard Home; en Suisse, Locker, Balber; en France, MM. Lobstein (de Strasbourg), Fiévée (de Paris) et un grand nombre d'autres médecins publièrent des faits de guérison de goutte à la suite de l'emploi de la teinture alcoolique ou du vin de colchique.

Le docteur Fiévée, dit M. Trousseau, est un des médecins qui, en France, ont le plus préconisé le Colchique, et à qui ce médicament a donné les plus heureux résultats. Depuis 24 ans que ce praticien distingué emploie le Colchique, des milliers de faits, que celle de la digitale, de la scille, etc., etc., les racines apéritives sont cependant considérées comme des diurétiques actifs et qui augmentent d'une manière notable la sécrétion des reins.

Les principes aromatiques de ces racines auxquels on peut attribuer à bon droit une partie de leurs propriétés, sont tout à fait conservés par l'évaporation des infusés dans le vide. L'enrobement du produit dans du sucre empêche son altération et permet d'employer ce médicament avec le plus grand succès pour augmenter les sécrétions urinaires, soit seul, soit associé à une médication plus active.

Dose : 6 à 12 Dragées par jour.

Prix : 1 fr. 50 le Flacon de 25 Dragées,

Représentant 250 grammes de Sirop.

MÉDICATION DIURÉTIQUE.

Dragées des Cinq Racines apéritives.

REMPLAÇANT LE SIROP DE CE NOM.

FORMULE DU SIROP.

R.	Racines sèches d'Ache....	125	grammes.
—	de Fenouil.......	125	—
—	de Persil........	125	—
—	d'Asperges.......	125	—
—	de petit Houx....	125	—
	Sirop simple............	3,750	—

Une Dragée représente 10 grammes de Sirop.

Les cinq racines apéritives laissées dans l'oubli comme beaucoup d'autres substances médicamenteuses, lorsque l'école de Broussais dominait toute la science médicale, ont repris faveur depuis que l'esprit de système a fait son temps et que les meilleurs praticiens ont reconnu que les médicaments de nos anciens avaient des propriétés réelles, ou qu'ils venaient heureusement en aide aux médications considérées comme plus actives.

Bien qu'elles n'aient pas une action aussi énergique

soigneusement étudiés, sont venus constater l'efficacité de ce remède, et rendre son action aussi sûre dans le traitement de la goutte et du rhumatisme que celle du sulfate de quinine dans les fièvres intermittentes.

Les préparations de Colchique sont aussi employées avec succès contre les hydropisies passives.

Mais c'est un médicament dont les médecins doivent surveiller avec soin l'administration et dont on doit faire usage avec prudence.

M. le professeur Bouchardat dit que l'extrait acétique est beaucoup plus énerg'que que l'extrait aqueux ou alcoolique, qu'il est beaucoup plus facilement digéré par l'estomac que le vinaigre de Colchique. Nous pouvons ajouter qu'il doit l'être également beaucoup plus que les teintures en raison de l'action irritante du véhicule.

Cet extrait a été préconisé surtout par Scudamore, auteur estimé d'un livre sur les rhumatismes goutteux.

Dose : 1 à 5 dragées par jour dans l'hydropisie, ou jusqu'à effet purgatif pour combattre la goutte ou le rhumatisme.

Prix : 5 fr. le Flacon de 50 Dragées.

MÉDICATION SUDORIFIQUE DÉPURATIVE,

NTI-SCORBUTIQUE.

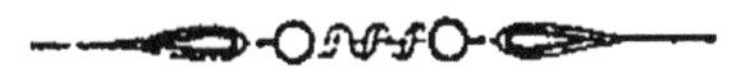

DRAGÉES DE SALSEPAREILLE COMPOSÉES

REMPLAÇANT LE SIROP DE SALSEPAREILLE COMPOSÉ

(Sirop de Cuisinier).

FORMULE DU SIROP.

R.	Salsepareille...........	1,000	grammes.
	Fleurs de Bourrache...	60	—
	— de Roses pâles..		
	Sené mondé..........		
	Semences d'Anis.......		
	Sucre................	1,000	—
	Miel blanc...........		

Une Dragée représente 10 grammes de Sirop.

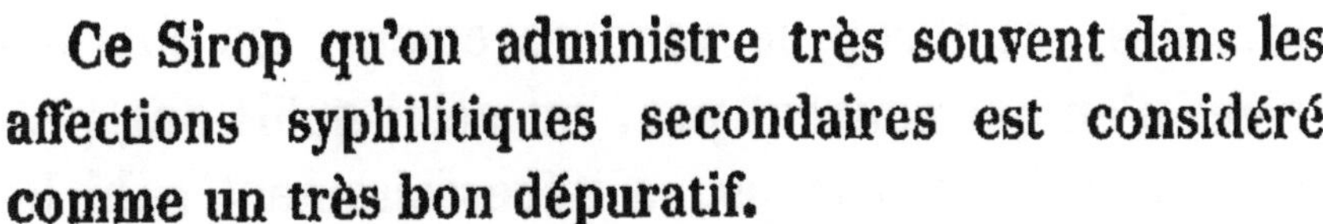

Ce Sirop qu'on administre très souvent dans les affections syphilitiques secondaires est considéré comme un très bon dépuratif.

Quelques médecins ont contesté l'efficacité de la salsepareille et des sudorifiques dans le traitement de la syphilis, mais elle est aujourd'hui parfaitement établie. M. le docteur Ricord, chirurgien en chef de l'hôpital des Vénériens de Paris, dont le nom est une si grande autorité en pareille matière, les emploie toujours avec succès, soit seuls, soit comme adjuvants d'un traitement mercuriel, et c'est au Sirop de Cuisinier, dans lequel la salsepareille se trouve associée à un diurétique et à deux purgatifs légers, qu'il donne la préférence.

Tous les praticiens les plus célèbres assurent qu'on peut en attendre des succès incontestables, à la seule condition d'en prolonger l'emploi plusieurs mois (CAZENAVE). . . .

C'est le dépuratif par excellence de la pharmacie, et la seule difficulté qu'il présente dans son emploi, est la nécessité d'en prolonger l'usage. Sa préparation est longue parce que certaines des substances qui entrent dans sa composition doivent être traitées par des infusions répétées, comme la salsepareille, par exemple, afin de dissoudre la *salseparine*, principe essentiel de la salsepareille. Dans les petites localités, ce Sirop se vend rarement; les pharmaciens n'en ont souvent pas, ou celui qu'ils ont, préparé depuis longtemps, a nécessairement subi les altérations qu'éprouvent toujours les Sirops très chargés de principes médicamenteux.

A l'état de Dragées, ces principes se conservent indéfiniment. On peut emporter facilement ces Dragées en voyage, et leur emploi devient alors extrêmement facile; deux dragées représentent ainsi une cuillerée à bouche de Sirop de Cuisinier.

Prix : 5 fr. 50 le Flacon de 50 Dragées,
Représentant 500 grammes de Sirop.

TISANE SUDORIFIQUE SÈCHE.

FORMULE DU CODEX.

Bois de Gayac râpé........	64	grammes.
Racine de Salsepareille fendue.	32	—
— de Sassafras..........	8	—
— de Réglisse...........	12	—

Pour 1 litre de Tisane.

Cette Tisane qui réunit les propriétés sudorifiques du gayac, de la salsepareille et du sassafras est fréquemment employée comme antisyphilitique, et on peut en attendre des succès incontestables, mais à la condition de l'administrer pendant plusieurs mois. (Cazenave).

Nous ne croyons pas, en effet, devoir insister sur les propriétés dépuratives et sudorifiques de la salsepareille, qui forme la base du sirop sudorifique ou de Cuisinier.

Le gayac et le sassafras jouissent de propriétés non moins bien constatées.

Voici en quels termes les recommandent les thérapeutistes déjà cités.

Le gayac est un stimulant puissant qui agit sur la peau, dont il augmente les sécrétions; c'est à ce titre qu'il a été souvent vanté contre les affections cutanées, la goutte, le rhumatisme et surtout la syphilis. (CAZENAVE).

Le sassafras est un stimulant diaphorétique recommandable par sa bonne odeur. (BOUCHARDAT).

La Tisane sudorifique doit être préparée par décoction et infusion prolongée. Elle constitue une véritable préparation pharmaceutique que les gens du monde sont rarement à même de bien faire eux-mêmes. Il en résulte qu'on n'obtient pas toujours l'effet qu'on en attend.

En traitant convenablement les substances qui entrent dans sa composition et évaporant dans le vide leur décocté-infusé, on obtient, au contraire, un produit qui jouit sûrement de toutes leurs propriétés.

Nous le divisons en bols que nous recouvrons d'une enveloppe sucrée pour assurer leur conservation. Il suffit d'en délayer 1 dans un verre d'eau tiède ou froide, ou 6 dans 1 litre ordinaire pour avoir un médicament toujours identique, administré à la température convenable.

Prix : 4 fr. le Flacon de 30 Bols,

Représentant 5 litres de Tisane sudorifique du *Codex*.

DRAGÉES DÉPURATIVES

Remplaçant le suc d'herbes dépuratives du CODEX.

FORMULE DU SUC.

R. Feuilles de Chicorée.... } de chaque P. E.
— de Bourrache.. }
— de Fumeterre .. }
— de Cerfeuil.. .. }

Une Dragée représente 15 grammes de suc d'herbes.

Ce suc d'herbes jouit depuis longtemps d'une grande réputation comme dépuratif et tonique, et il est fréquemment employé.

Il est facile de juger d'ailleurs d'après la réunion des plantes qui le composent que leur suc composé doit être un excellent amer et un dépuratif tout à fait supérieur (CAZENAVE).

On ne peut en faire usage avec succès, qu'au moment de l'année où ces plantes jouissent de toutes leurs propriétés. On l'emploie généralement comme un léger tonique dans les maladies chroniques de la peau, les scrofules, etc.

Il est évident qu'évaporés dans le vide et introduits dans une enveloppe sucrée, ces sucs concentrés n'ont perdu que leur eau de végétation et que, préparés ainsi à l'époque où les plantes ont acquis tout leur développement, ils peuvent être administrés toute l'année avec certitude, soit qu'on les emploie seuls comme toniques et dépuratifs, soit qu'on les associe à une médication plus active.

Dose : 4 à 8 par jour; 2 à 4 matin et soir.

Prix : 2 fr. 50 le Flacon de 40 Dragées,

Représentant 600 grammes de Suc.

Dragées anti-scorbutiques

Remplaçant les sucs anti-scorbutiques du CODEX.

FORMULE DES SUCS.

R. Feuilles de Cresson......	}	
— de Cochlearia....	}	Parties égales.
— de Trèfle d'eau...	}	

Une Dragée représente 15 grammes de sucs.

Les sucs réunis de ces plantes sont des anti-scorbutiques par excellence. Ils conviennent dans les scrofules, dans les maladies chroniques de la peau, la débilité générale, etc. (Cazenave).

Tous les médecins savent que le cochléaria est le type des anti-scorbutiques indigènes, et que le cresson est depuis longtemps d'un emploi vulgaire dans le même cas. « Ces deux plantes contenant du soufre au nombre de leurs principes, leurs sucs administrés à l'intérieur, jouissent de propriétés stimulantes assez énergiques qui les font employer surtout dans les divers accidents qui dénotent ou accompagnent l'état scrofuleux et scorbutique, et contre certaines maladies de la peau (Bouchardat). »

Le trèfle d'eau (ményanthe) est, de son côté, un excellent dépuratif amer.

On ne peut faire usage de ces sucs qu'au moment où les plantes employées jouissent de toutes leurs propriétés.

Évaporés dans notre appareil et transformés en Dragées, ils offrent encore un médicament précieux auquel on peut avoir recours à toutes les époques de l'année pour le traitement des maladies scrofuleuses et herpétiques, et qui remplace avec avantage les Sirops anti-scorbutiques.

Dose : 4 à 8 par jour ; 2 à 4 matin et soir.

Prix : 2 fr. 50 le Flacon de 40 Dragées,

Représentant 600 grammes de Sucs.

MÉDICATION EXCITANTE, EMMÉNAGOGUE.

Dragées d'Armoise composées,

REMPLAÇANT LE SIROP D'ARMOISE COMPOSÉ DU *Codex*.

FORMULE DU SIROP.

Sommités fleuries et fraîches d'Armoise, 192 gr.; Racines fraîches d'Aunée, de Livèche, de Fenouil, 16 gr.; Sommités fraîches de Pouliot, Cataire, Sabine, 192 gr.; de Marjolaine, Hysope, Matricaire, Rue, Basilic, 112 gr.; Anis, Cannelle, 36 gr.; Miel blanc, 1,000 gr.; Sucre 2,500 gr.

Une Dragée représente 10 grammes de Sirop.

Ce Sirop est encore un de ces vieux médicaments éprouvés, pouvant être employé avec succès contre un grand nombre d'affections morbides et auquel on a peu à peu renoncé, dans la pratique médicale, en raison de la facilité avec laquelle il s'altère.

Il suffit, en effet, d'examiner les propriétés bien constatées des plantes qui entrent dans sa composition et leur heureuse combinaison, pour être convaincu qu'il jouit de propriétés toniques et excitantes, qui doivent rendre son action certaine dans la dyspepsie, la chlorose, l'aménorrhée, certaines gastralgies, etc.

L'Armoise, en effet, dit M. Cazenave, est un tonique excitant qui est employé contre les maux d'estomac dus à un état d'atonie générale, dont la cause est dans des écoulements blancs, abondants, des pertes utérines.

L'aunée a une saveur amère, chaude, qui indique un médicament excitant. Elle est employée trop rarement, chez les jeunes filles mal réglées et chez les vieillards atteints de catarrhes chroniques, etc.

MM. Bouchardat et Trousseau déclarent, de leur côté, que l'Armoise est utilement employée pour relever les forces digestives dans la dyspepsie, l'aménorrhée, etc. Qu'elle a joui d'une immense réputation comme emménagogue, et qu'elle est fréquemment employée dans l'hystérie.

La Sabine et la Rue sont de puissants emménagogues, préconisés dans l'atonie de l'utérus.

M. Aran a publié plusieurs faits qui témoignent de l'efficacité de la Sabine employée dans les métrorrhagies qui se produisent lors de la grossesse.

Enfin toutes les autres plantes, ainsi que l'anis et la cannelle jouissent d'une action stomachique et excitante bien constatée, et peuvent être utilement employées pour combattre une atonie de l'estomac, de l'utérus, etc.

Nous opérons exactement comme le prescrit le codex. Nous mêlons le produit aromatique à celui de la décoction ramené à l'état d'extrait très consistant; nous y ajoutons une quantité suffisante de sucre et nous divisons le tout de manière à ce que chaque dragée représente 10 grammes de sirop.

Dose : 6 à 12 par jour.

Prix : 1 fr. 50 le Flacon de 25 Dragées,
Représentant 250 grammes de Sirop.

MÉDICATION TONIQUE, STIMULANTE.

DRAGÉES de GENTIANE

REMPLAÇANT LE SIROP DE GENTIANE DU *Codex*.

FORMULE DU SIROP.

R.	Racines sèches de Gentiane...	48	grammes.
	Eau bouillante..............	500	—
	Sucre......................	1,000	—

Une Dragée représente 10 grammes de Sirop.

La gentiane est un de nos meilleurs amers indigènes. Le principe tonique, dont la nature n'est pas bien connue, y est uni avec un autre principe, qui agit comme un stimulant du système nerveux. On l'emploie pour stimuler l'appétit, ranimer les forces dans les affections scrofuleuses, l'anémie, la chlorose, les fièvres intermittentes, les rhumatismes chroniques et la goutte (BOUCHARDAT).

La gentiane est un excellent médicament que l'on emploie tous les jours avec succès, comme amer, comme tonique dans le traitement des scrofules, dans les maladies asthéniques, dans un grand nombre de maladies de la peau (CAZENAVE).

D'après M. Trousseau « elle est utile dans la paresse digestive, qui succède aux fièvres intermittentes et qui accompagne les maladies nerveuves. — On la prescrit avec succès dans les convalescences difficiles, chez les gens débilités par de grandes pertes de sang, par un traitement mercuriel. »

On l'administre principalement en tisane et en Sirop, mais ce dernier s'altère très facilement, etc.

Nos Dragées le remplacent donc encore avec avantage. Elles offrent un excellent médicament que l'on administre tous les jours avec succès comme amer, comme tonique dans les affections scrofuleuses, asthéniques, etc., à la dose de 5 à 10 par jour, et que l'on peut employer sûrement comme tonique et comme stimulant des fonctions de l'estomac, à la dose de 1 à 2 une heure avant chaque repas, en buvant par dessus un demi-verre d'eau.

Prix : 1 fr. 25 le Flacon de 25 Dragées,

Représentant 250 grammes de Sirop.

DRAGÉES DE CACHOU.

Chaque Dragée contient 20 centigrammes d'extrait de Cachou purifié, et représente 15 grammes de Sirop.

Le bon cachou est un des astringents les plus sûrs et les plus agréables ; son action thérapeutique le rapproche beaucoup du tannin. Il est particulièrement utile dans les cas de dyspepsie accompagnée de diarrhée. Il possède à la fois des propriétés astringentes et corroborantes. Il est utile pour combattre le scorbut, les hémorrhagies, la leucorrhée. C'est un bon médicament (BOUCHARDAT).

Quelques médecins ont employé l'extrait de cachou à haute dose (1 à 6 grammes par jour), dans le traitement de la phthisie pulmonaire tuberculeuse ; ils ont constaté que la fièvre, la toux et l'expectoration étaient notablement diminuées.

Doses : 2 à 8 Dragées par jour comme tonique et astringent ;
— 5 à 30 Dragées dans la phthisie pulmonaire.

Prix : 2 fr. 50 le Flacon de 50 Dragées,
Représentant 500 grammes de Sirop.

Paris, Imp. de Félix Malteste et Cie, rue des Deux-Portes-St-Sauveur, 22.

www.ingramcontent.com/pod-product-compliance
Ingram Content Group UK Ltd.
Pitfield, Milton Keynes, MK11 3LW, UK
UKHW020418220726
13923UKWH00005B/2023